AF250609

ASSOCIATION FRANÇAISE

L'AVANCEMENT DES SCIENCES

CONGRÈS DE LA ROCHELLE

1882

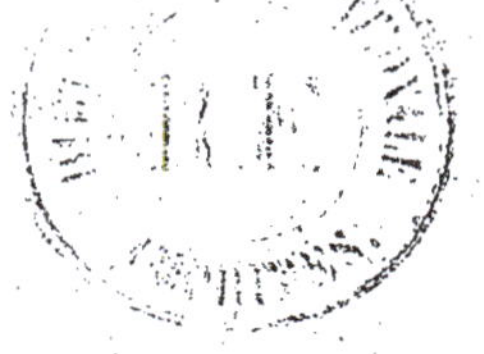

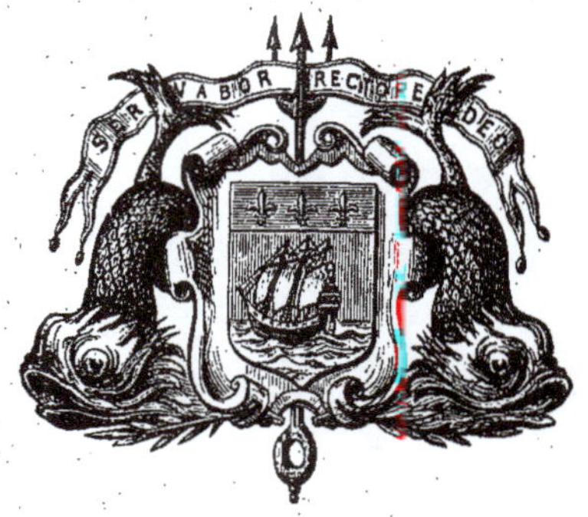

PARIS

AU SECRÉTARIAT DE L'ASSOCIATION

4, rue Antoine-Dubois, 4.

(PLACE DE L'ÉCOLE-DE-MÉDECINE.)

ASSOCIATION FRANÇAISE

POUR L'AVANCEMENT DES SCIENCES

Congrès de la Rochelle. — 1882.

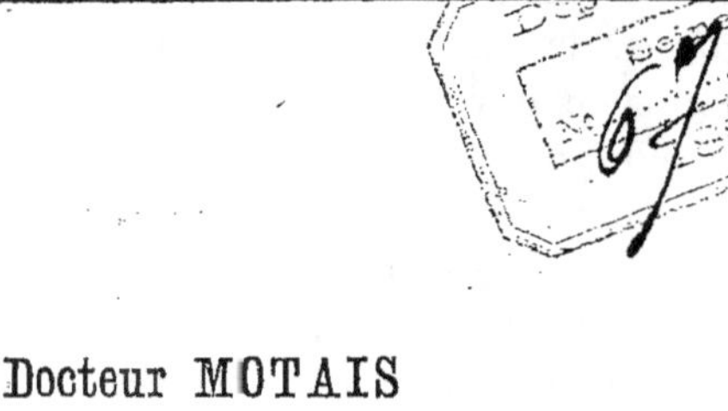

M. le Docteur MOTAIS

Chef des travaux anatomiques de l'École d'Angers.

RECHERCHES SUR L'ETAT DE RÉFRACTION DES YEUX AU LYCÉE DE SC. A L'ÉCOLE NORMALE D'ANGERS ET A L'ÉCOLE DES ARTS D'ANGERS

— Séance du 30 août 1882 —

MÉTHODE D'EXAMEN

EXAMEN SUBJECTIF.

Nous avons choisi pour salle d'examen l'appartement le mieux éclairé.

Dix minutes au moins étaient laissées aux élèves pour s'habituer à la lumière de l'appartement.

Une échelle de Monoyer et un cadran de Snellen étaient suspendus au mur en face des fenêtres.

Les élèves étaient placés à 5 mètres de l'échelle; les deux yeux examinés successivement, l'œil non examiné étant masqué par un écran qui ne pressait pas sur le globe. Tout clignement était interdit pendant la correction avec les verres.

Nous faisions lire les numéros de l'échelle en commençant par les gros caractères.

Ce premier essai donnait plusieurs résultats.

1° Tous les numéros étaient lus sans difficulté.

L'œil était *normal* ou *hypermétrope*. Nous placions devant l'œil un verre convexe 0,75.

Si la vue était troublée, l'œil était normal.

Si la vue était aussi nette ou même plus nette, il y avait *hypermétropie manifeste*. Nous essayons successivement des verres de plus en plus forts et le numéro du verre le plus élevé qui donnait une vision nette était le numéro de *l'hypermétropie manifeste*.

2° L'élève ne lisait que les deux ou trois lignes inférieures, on ne voyait même pas du tout le tableau. Pour augmenter son acuité visuelle, il *clignait*, rapprochait les paupières.

Nous essayions des verres concaves. S'il y avait amélioration notable de l'acuité visuelle, le sujet était *myope* et le verre le plus faible qui donnait. l'acuité visuelle la plus élevée était le numéro de la myopie.

3° Si l'amélioration par les verres concaves était nulle ou insuffisante, nous recherchions l'astigmatisme à l'aile du cadran de Snellen, après correction de la myopie, s'il y avait lieu.

De plus, nous recherchions l'astigmatisme dans tous les cas, même lorsque l'acuité visuelle était normale. Tous les astigmatismes qui, non corrigés, laissaient V = 10/10 étaient considérés comme au-dessous de 1 dioptrie.

Les autres étaient réservés pour une détermination plus exacte.

4° Les yeux dont les verres convexes ou concaves ou le trou d'épingle n'amélioraient pas la vision étaient renvoyés à un examen ophtalmoscopique.

EXAMEN OBJECTIF.

L'examen objectif n'a pas été appliqué :

1° Aux yeux qui n'avaient rien présenté d'anormal ;

2° Aux yeux atteints d'un astigmatisme qui laissait à l'acuité visuelle 10/10 ;

3° Aux yeux hypermétropes dont l'acuité visuelle avant ou après correction, égalait 10/10.

Pour la dernière catégorie (hypermétropie) l'ophtalmoscope nous eût permis de déterminer l'hypermétropie totale et, appliqué aux premières catégories, il nous eût probablement fait découvrir un certain nombre d'hypermétropies latentes. Mais, dans ce cas, l'atropinisation était indispensable et nous avons rencontré de telles résistances pour l'appliquer à la myopie, but principal de nos recherches, que nous avons dû renoncer à l'étendre à tous les élèves.

L'examen ophtalmoscospique a été appliqué : sans atropine, à tous les cas d'amblyopie qui n'étaient pas corrigés par les verres ; avec atropine aux deux tiers des myopes, notamment aux myopies au-dessous de 1 dioptrie qui pouvaient être mises sur le compte d'un spasme de l'accommodation.

Nous avons, en effet, observé assez fréquemment le spasme de l'accommodation seul ou coïncidant avec une myopie faible dont il augmentait le degré ou même avec une hypermétropie à laquelle il substituait une myopie apparente.

Le numéro de la myopie constatée par l'examen subjectif était contrôlé par l'examen ophtalmoscopique.

Les lésions du fond de l'œil de nature myopique étaient notées avec soin. De même pour les lésions profondes provenant d'autres causes.

Enfin nous avons cherché, par des interrogations répétées, à nous renseigner sur les antécédents héréditaires pour déterminer, dans la mesure du possible, l'influence de l'hérédité sur les yeux.

Nous reconnaissons que notre examen a été incomplet pour l'hypermétropie ; mais nous ferons remarquer que, s'il y a eu erreur sur ce point, l'erreur a été *en moins* et non *en plus*.

Pour l'astigmatisme, nous avons exactement mesuré tous les cas au-dessus de 1 dioptrie.

Pour la myopie, notre mensuration a été méthodique et rigoureuse et ne laisse pas de prise à une cause d'erreur notable.

L'hypermétropie et l'astigmatisme, malformations congénitales de l'œil, avaient moins d'importance pour nous. Mais l'étude de la myopie nous offrait plus d'intérêt.

La myopie est-elle une affection ordinairement acquise?

A quel âge et dans quelles conditions se développe-t-elle?

Quelle est sa fréquence dans les collèges de notre région?

Telles sont les questions que nous nous proposions d'étudier. La statistique suivante leur répondra :

ÉCOLE NORMALE

MYOPIE

NOMBRE DE MYOPES.	28 sur 64 élèves.
PROPORTION %.	43,93.
MOYENNE DU DEGRÉ DE LA MYOPIE	1 d. 60.

Myopie. . . . . $\begin{cases}\text{avec astigmatisme} \ldots \ldots \ldots & 19 \\ \text{sans} \quad — \quad \ldots \ldots \ldots & 9 \\ \text{inégale dans les deux yeux.} \ldots & 17 \\ \text{plus forte à gauche.} \ldots \ldots & 5 \\ \quad — \quad \text{à droite.} \ldots \ldots & 12\end{cases}$

HÉRÉDITÉ. . . . $\begin{cases}\text{Proches parents myopes} \\ \text{d'élèves myopes} \\ \\ \text{Proches parents myopes} \\ \text{d'élèves emmétropes}\end{cases}$ $\begin{cases}\text{père} \ldots \ldots 1 \\ \text{mère.} \ldots \ldots 1 \\ \text{frère, sœur.} \ldots 1 \\ \text{cousin germain.} \; 1 \\ \\ \text{frère} \ldots \ldots 1 \\ \text{cousin germain.} \; 1\end{cases}$

STAPHYLÔMES POSTÉRIEURS. . 9 (deux très développés).

Diminution de V — 10. $\begin{cases}8 \;\; \text{dues au staphylôme.} \\ 2 \;\; — \;\; \text{à une choroïdite disséminée et à une ancienne} \\ \qquad \text{iritis avec synéchie postérieure.}\end{cases}$

Hypermétropie. 6

    PROPORTION %. 9,35

Astigmatisme. $\begin{cases}\text{deux yeux.} \ldots \ldots \ldots & 29 \\ \\ \text{un seul œil.} \ldots \begin{cases}\text{gauche.} \ldots & 5 \\ \text{droit.} \ldots & 4\end{cases}\end{cases}$

    PROPORTION % (67 yeux astigmates sur 128 yeux) . . 52

YEUX ASTIGMATES. . . $\begin{cases}\text{au-dessous de 1 dioptrie.} \ldots & 61 \\ \text{au-dessus} \quad — \quad \ldots & 6\end{cases}$

ÉCOLE DES ARTS D'ANGERS

La proportion des myopes est de :

3e DIVISION (élèves entrants). . . . . 34,5 %

2e   —   — . . . . 35 %

1re   — (élèves anciens). . . . . 27,34 %

MOYENNE DU DEGRÉ DE LA MYOPIE $\begin{cases}\text{3e division.} \ldots \ldots \ldots \ldots & \text{1 dioptrie 72} \\ \text{2e} \quad — \quad \ldots \ldots \ldots \ldots & 1 \quad — \quad 97 \\ \text{1re} \quad — \quad \ldots \ldots \ldots \ldots & 1 \quad — \quad 28\end{cases}$

INFLUENCE HÉRÉDITAIRE $\begin{cases}\text{Myopie des parents} \\ \text{avec myopie des élèves} \end{cases} 25 \;\text{sur}\; 78 \;\text{élèves myopes.} \\ \begin{cases}\text{Myopie des parents} \\ \text{sans myopie des élèves}\end{cases} 21.$

		Proportion %.
HYPERMÉTROPIE	3me division.	11.05
	2me division.	20
	1re division.	19,53

		Proportion %.
ASTIGMATISME	3me division.	55
	2me division.	49,42
	1re division.	48,43

		Proportion %.
EMMÉTROPIE	3me division.	10
	2me division.	21,83
	1re division.	20

LYCÉE DE X. . (1)

TABLEAU DE LA MYOPIE PAR CLASSES

CLASSES DE	NOMBRE D'ÉLÈVES	NOMBRE DE MYOPES	PROPORTION POUR CENT	MOYENNE du degré DE LA MYOPIE
Neuvième.	4	0	0	Dioptries. 0
Huitième	15	2	13	0,75
Septième.	10	2	20	0,75
Sixième.	19	6	31	1
Cinquième.	4	2	50	1
Quatrième.	18	7	38	1,25
Troisième.	13	6	46	2,8
Seconde.	16	10	62	2
Rhétorique.	18	9	50	2,24
Philosophie	5	4	80	2
Mathématiques élémen-taires.	22	9	40	4,9
Enseignement spécial — Année préparatoire	10	2	20	0,62
Enseignement spécial — 1re année.	13	6	46	1,09
Enseignement spécial — 2e année.	12	6	50	2,58
Enseignement spécial — 3e année.	5	4	80	3,8
TOTAUX. . . .	184	75	40,7	

(1) Nous avons examiné plusieurs lycées. Nous donnons aujourd'hui la seule statistique que nous ayons pu relever jusqu'ici, sans indiquer le nom du lycée. Nous gaderons la même réserve pour les autres, afin que notre travail ne prête pas à des discussions intéressées.

MYOPIE EN RAPPORT AVEC L'AGE

A G E	NOMBRE D'ÉLÈVES	NOMBRE DE MYOPES	PROPORTION POUR CENT
7 ans	1	0	0
8 ans	1	0	0
9 ans	5	0	0
10 ans	9	0	0
11 ans	16	3	18,78
12 ans	25	7	28
13 ans	14	4	27
14 ans	16	6	37,83
15 ans	27	14	51,85
16 ans	24	11	45,85
17 ans	21	14	66
18 ans	16	12	75
19 ans	7		42,85
20 ans	2	1	50
Totaux	184	75	

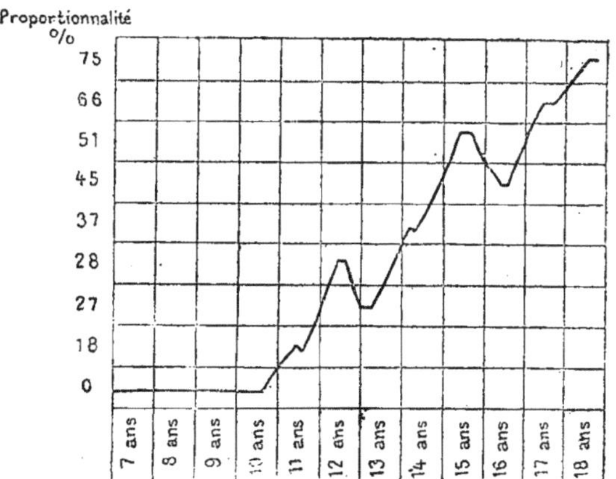

Fig. 162. — Courbe en rapport avec l'âge, moins 19 et 20 ans (1).

(1) Les élèves de 19 à 20 ans étaient au nombre de 9. Nous croyons devoir négliger, dans cette courbe, ce chiffre trop faible.

TABLEAU DE LA MYOPIE PAR DEGRÉS

NUMÉRO DE LA MYOPIE	NOMBRE DE MYOPES
0 dioptrie 25 à 1 dioptrie.	25
1 id. à 2 id.	17
2 id. à 3 id.	12
3 id. à 4 id.	6
4 id. à 5 id.	5
5 id. à 6 id.	1
De . . . . . 6 id. à 7 id.	5
7 id. à 8 id.	0
8 id. à 9 id.	3
9 id. à 10 id.	0
10 id. à 11 id.	0
11 id. à 12 id.	1
Total.	75

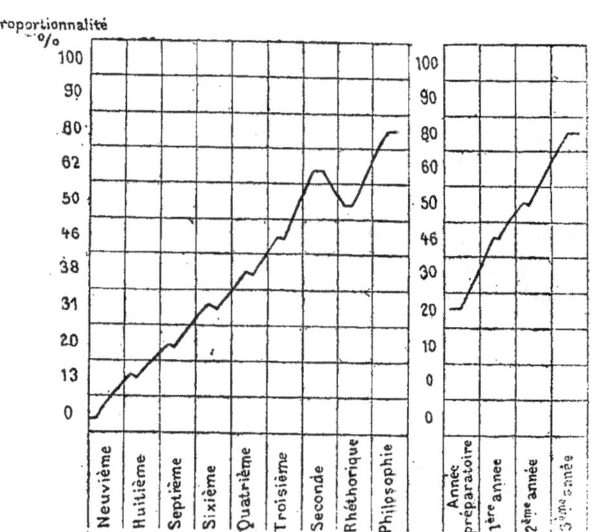

Fig. 163. — Courbe de la myopie par classe, moins la classe de cinquième (1).

(1) La classe de cinquième donnait une proportion plus élevée que la quatrième et la troisième, mais elle n'avait qu'un nombre d'élèves extrêmement restreint (4). Sur quatre élèves, on ne peut établir une proportionnalité sérieuse ; aussi supprimons-nous cette classe et la courbe atteint une régularité frappante.

TABLEAU COMPLÉMENTAIRE POUR LA MYOPIE

Sur les 75 myopies observées :

MYOPIES...	d'un degré égal pour les deux yeux...........		46
	inégales..........	plus élevées à gauche...	3
		— à droite....	15
		TOTAL...........	18

MYOPIES n'existant que d'un œil......	gauche...........	4
	droit...........	7
	TOTAL...........	11

Sur les 75 élèves myopes, nous n'avons donc pas 150 yeux atteints de myopie, mais seulement 139.

MYOPIE...............	avec astigmatisme.....	57
	sans —	18

HÉRÉDITÉ					
	Myopie chez les ascendants ou proches parents avec myopie chez l'élève	Myopie de la mère........		5	
		— du père.........		8	
		— des frères ou des cousins.		2	
		TOTAL......		15	Sur 75 myopes.
	Myopie chez les ascendants ou proches parents sans myopie chez l'élève	Myopie de la mère........		1	
		— du père.........		7	
		— des frères........		3	
		TOTAL......		11	

ASTIGMATISME

CLASSES	NOMBRE D'ÉLÈVES	ASTIGMATISME					
		DES DEUX YEUX		D'UN ŒIL			
				ŒIL DROIT		ŒIL GAUCHE	
		Au-dessous de 1 dioptrie	Au-dessus de 1 dioptrie	Au-dessous de 1 dioptrie	Au-dessus de 1 dioptrie	Au-dessous de 1 dioptrie	Au-dessus de 1 dioptrie
Neuvième.	4	3					
Huitième	15	8		2			
Septième	10	9		1			
Sixième.	19	10	1	1		2	
Cinquième	4	2		1			
Quatrième.	18	6	3			1	
Troisième.	13	2	1	2		3	
Seconde.	16	6	3			3	1
Rhétorique	18	7	1	1		1	
Philosophie.	5			1		1	
Mathématiques élémentaires	22	5	3	1	1	1	1
Enseignement spécial — Année préparatoire . .	10	6		3		1	
Enseignement spécial — 1ʳᵉ année.	13	7	1	1			
Enseignement spécial — 2ᵉ année.	12	6	1			2	
Enseignement spécial — 3ᵉ année.	5	4		1			
Totaux.	184	81	13	15	1	15	2 (1)

TOTAL GÉNÉRAL. . . . .   127 élèves atteints d'astigmatisme.

PROPORTION POUR °/₀ . . . .   69.

(1) Sur les 16 astigmatismes s'élevant au-dessus de 1 dicptrie, 10 étaient des astigmatismes myopiques simples; 2 des astigmatismes mixtes; 4 des astigmatismes hypermétropiques.

HYPERMÉTROPIE

HYPERMÉTROPIE. . . . { des deux yeux. 13
{ d'un seul œil. . . { gauche . . 3
{ { droit . . . 2

TOTAL. . . . . 31 yeux hypermétropes.

PROPORTION POUR %. . . . . 8,42.

YEUX HYPERMÉTROPES { avec astigmatisme 17
{ sans — 14

Acuité visuelle.

ACUITÉ VISUELLE. . . { normale, soit chez les emmétropes, soit chez les amétropes, après correction de l'amétropie. 170
{ de $^9/_{10}$ à $^1/_{10}$, après correction de l'amétropie. 12
{ nulle, amblyopie totale d'un œil (suite d'accident). . . . 2

Lésions diverses.

Staphylômes postérieurs (10 très prononcés, diminuant l'acuité visuelle; 11 au début, sans influence notable sur V). 21

Iritis ancienne avec synéchie postérieure incomplète 1

Strabisme convergent. 1

Hémorrhagie du corps vitré (accident). 1

Emmétropie.

Élèves emmétropes (sans myopie, hypermétropie ou astigmatisme, des deux yeux ou d'un seul œil) 25   soit 13,5 %.

CONCLUSIONS

1° La proportion des myopes est partout très élevée.

2° Au lycée de X, nous avons pu assister à la naissance et au développement de la myopie. Nulle avant onze ans, nulle avant la huitième, elles se développe progressivement en fréquence et en degré jusqu'aux classes élevées où elle atteint le maximum. Il est impossible de ne pas admettre entre la progression des études et la marche régulièrement ascendante de la myopie une relation de cause à effet.

3° Cependant, à l'École des arts, la myopie n'augmente ni en nombre, ni en degré pendant les trois années de séjour à l'École, malgré les déplorables conditions d'hygiène oculaire que nous avons constatées dans cet établissement, conditions que le directeur actuel s'efforce d'améliorer en ce moment. Cela tient à ce que les exercices intellectuels, lecture, écriture, etc., ne sont pas continus, mais alternent avec des travaux manuels pendant lesquels les yeux se reposent. Nous devons en conclure que dans nos collèges et lycées les heures de classe et d'étude sont trop prolongées, qu'en les fractionnant par des récréations, si courtes qu'elles fussent, nous diminuerions, par cette simple mesure, le nombre des myopes.

4° L'influence de l'hérédité ne nous a pas paru démontrée au point de vue de la *fréquence* de la myopie. La plupart des enfants myopes n'avaient pas de parents myopes et beaucoup de parents myopes n'avaient pas transmis la myopie à leurs enfants. Il n'en est pas de même au point de vue du *degré* de la myopie. Dans les cas qui semblaient être héréditaires, la myopie des jeunes gens atteignait avec une très grande rapidité des degrés élevés.

5° Toutes les causes signalées jusqu'ici comme contribuant au développement de la myopie dans les collèges (caractères d'imprimerie défectueux des livres classiques, mauvaise disposition du mobilier scolaire, insuffisance de l'éclairage, etc.) existaient dans les établissements que nous avons visités. Une réforme très étendue est urgente dans presque tous les établissements d'instruction secondaire de notre région (centre-ouest).

PARIS. — IMPRIMERIE CHAIX, SUCCURSALE SAINT-OUEN, 86, RUE DES ROSIERS, — 21542-3.

ASSOCIATION FRANÇAISE

POUR L'AVANCEMENT DES SCIENCES

EXTRAIT DES STATUTS ET RÈGLEMENT

STATUTS.

ART. 4. — L'Association se compose de membres fondateurs et de membres ordinaires; les uns et les autres sont admis, sur leur demande, par le Conseil.

ART. 6. — Sont membres fondateurs les personnes qui auront souscrit, à une époque quelconque, une ou plusieurs parts du capital social : ces parts sont de 500 francs.

ART. 7. — Tous les membres jouissent des mêmes droits. Toutefois, les noms des membres fondateurs figurent perpétuellement en tête des listes alphabétiques, et les membres reçoivent gratuitement, pendant toute leur vie, autant d'exemplaires des publications de l'Association qu'ils ont souscrit de parts du capital social.

RÈGLEMENT.

ART. 1er. — Le taux de la cotisation annuelle des membres non fondateurs est fixé à 20 francs.

ART. 2. — Tout membre a le droit de racheter ses cotisations à venir en versant, une fois pour toutes, la somme de 200 francs. Il devient ainsi membre à vie.

Les membres ayant racheté leurs cotisations pourront devenir membres fondateurs en versant une somme complémentaire de 300 francs. Il sera loisible de racheter les cotisations par deux versements annuels consécutifs de 100 francs.

La liste alphabétique des membres à vie est publiée en tête de chaque volume, immédiatement après la liste des membres fondateurs.

Les souscriptions sont reçues

Au SECRÉTARIAT, 4, rue Antoine-Dubois (Place de l'École-de-Médecine).

Les souscriptions des membres fondateurs peuvent être versées en une seule fois ou en deux versements de chacun 250 francs.

PARIS. — IMPRIMERIE CHAIX, Succ. de Saint-Ouen, 86, rue des Rosiers. — 16082-3